5

I love you bar
good luck with you.
you are about to en.
Hope this journal is
Love
Alexis

WHO SAID IT: _____

DATE: _____

WHERE: _____

_____

66_____

_____

_____

_____

_____

_____ 99

WHO SAID IT: _____

DATE: _____

WHERE: _____

_____

WHO SAID IT: _____

DATE: _____

WHERE: _____

_____

WHO SAID IT: _____

DATE: _____

WHERE: _____

_____

66 _____

_____

_____

_____

_____

_____ 99

"_____

_____

_____

_____

_____

WHO SAID IT: _____

DATE: _____

WHERE: _____

_____

WHO SAID IT: _____

DATE: _____

WHERE: _____

_____

"

_____

_____

_____

_____

_____

"

WHO SAID IT: _____

DATE: _____

WHERE: _____

_____

WHO SAID IT: _____

DATE: _____

WHERE: _____

_____

WHO SAID IT: _____

DATE: _____

WHERE: _____

_____

WHO SAID IT: _____

DATE: _____

WHERE: _____

_____

66 _____

_____

_____

_____

_____

_____ 99

WHO SAID IT: _____

DATE: _____

WHERE: _____

_____

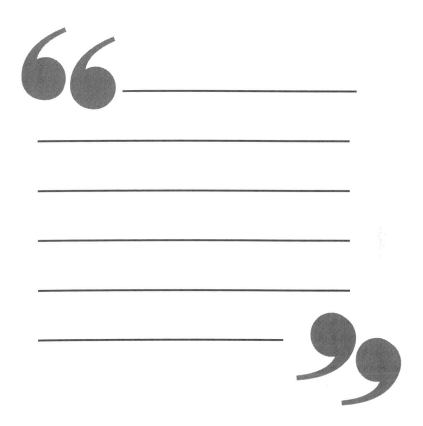

WHO SAID IT: _____

DATE: _____

WHERE: _____

_____

WHO SAID IT: _____

DATE: _____

WHERE: _____

_____

66 _____

_____

_____

_____

_____

_____ **99**

WHO SAID IT: _____

DATE: _____

WHERE: _____

_____

" _____

_____

_____

_____

_____

_____ **"**

WHO SAID IT: _____

DATE: _____

WHERE: _____

_____

WHO SAID IT: _____

DATE: _____

WHERE: _____

_____

66 _____

_____

_____

_____

_____

_____ 99

WHO SAID IT: _____

DATE: _____

WHERE: _____

_____

WHO SAID IT: _____
DATE: _____
WHERE: _____
_____

WHO SAID IT: _____

DATE: _____

WHERE: _____

_____

WHO SAID IT: _____

DATE: _____

WHERE: _____

_____

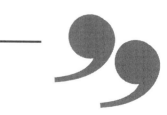

"

_____

_____

_____

_____

_____

WHO SAID IT: _____

DATE: _____

WHERE: _____

_____

enjoy every moment.

WHO SAID IT: _____

DATE: _____

WHERE: _____

_____

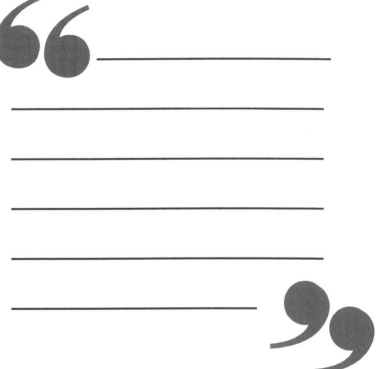

WHO SAID IT: _____

DATE: _____

WHERE: _____

_____

66 _____

_____

_____

_____

_____

_____ **99**

WHO SAID IT: _____

DATE: _____

WHERE: _____

_____

WHO SAID IT: _____

DATE: _____

WHERE: _____

_____

WHO SAID IT: _____

DATE: _____

WHERE: _____

_____

WHO SAID IT: _____

DATE: _____

WHERE: _____

_____

" _____

_____

_____

_____

_____

_____ **"**

WHO SAID IT: _____

DATE: _____

WHERE: _____

_____

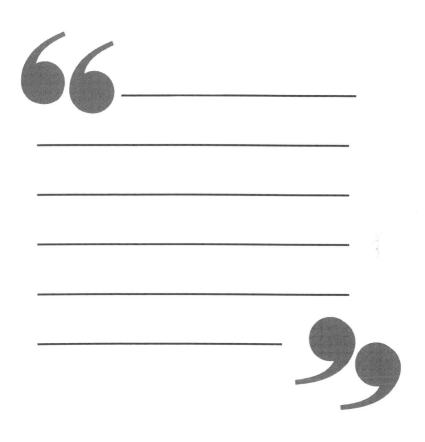

WHO SAID IT: _____

DATE: _____

WHERE: _____

_____

WHO SAID IT: _____

DATE: _____

WHERE: _____

_____

66_____

_____

_____

_____

_____

_____ 99

WHO SAID IT: _____

DATE: _____

WHERE: _____

_____

"

_____

_____

_____

_____

_____

_____

WHO SAID IT: _____

DATE: _____

WHERE: _____

_____

WHO SAID IT: _____

DATE: _____

WHERE: _____

_____

" _____

_____

_____

_____

_____

_____ "

WHO SAID IT: _____

DATE: _____

WHERE: _____

_____

WHO SAID IT: _____

DATE: _____

WHERE: _____

_____

WHO SAID IT: _____

DATE: _____

WHERE: _____

_____

WHO SAID IT: _____

DATE: _____

WHERE: _____

_____

66 _____

_____

_____

_____

_____

_____ 99

" _____

_____

_____

_____

_____

_____ **"**

WHO SAID IT: _____

DATE: _____

WHERE: _____

_____

WHO SAID IT: _____

DATE: _____

WHERE: _____

_____

“_____

_____

_____

_____

_____ **”**

WHO SAID IT: _____

DATE: _____

WHERE: _____

_____

Carpe diem!

WHO SAID IT: _____

DATE: _____

WHERE: _____

_____

" _____

_____

_____

_____

_____ **"**

WHO SAID IT: _____

DATE: _____

WHERE: _____

_____

WHO SAID IT: _____

DATE: _____

WHERE: _____

_____

WHO SAID IT: _____

DATE: _____

WHERE: _____

_____

" _____

_____

_____

_____

_____ "

WHO SAID IT: _____

DATE: _____

WHERE: _____

_____

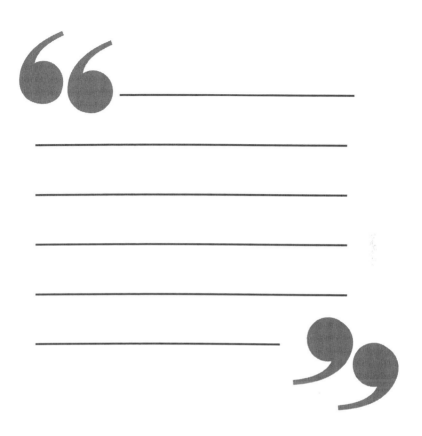

WHO SAID IT: _____

DATE: _____

WHERE: _____

_____

WHO SAID IT: _____

DATE: _____

WHERE: _____

_____

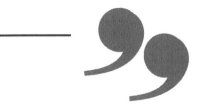

_____

_____

_____

_____

_____

WHO SAID IT: _____

DATE: _____

WHERE: _____

_____

"_____

_____

_____

_____

_____

_____ "

WHO SAID IT: _____

DATE: _____

WHERE: _____

_____

WHO SAID IT: _____

DATE: _____

WHERE: _____

_____

66 _____

_____

_____

_____

_____

_____ 99

WHO SAID IT: _____

DATE: _____

WHERE: _____

_____

WHO SAID IT: _____

DATE: _____

WHERE: _____

_____

WHO SAID IT: _____

DATE: _____

WHERE: _____

_____

WHO SAID IT: _____

DATE: _____

WHERE: _____

_____

" _____

_____

_____

_____

_____

_____ **"**

"_____

_____

_____

_____

_____ **"**

WHO SAID IT: _____

DATE: _____

WHERE: _____

_____

WHO SAID IT: _____

DATE: _____

WHERE: _____

_____

" _____

_____

_____

_____

_____ **"**

WHO SAID IT: _____

DATE: _____

WHERE: _____

_____

WHO SAID IT: _____

DATE: _____

WHERE: _____

_____

WHO SAID IT: _____

DATE: _____

WHERE: _____

_____

precious moments

WHO SAID IT: _____

DATE: _____

WHERE: _____

_____

" _____

_____

_____

_____

_____

_____ "

WHO SAID IT: _____

DATE: _____

WHERE: _____

_____

" _____

_____

_____

_____

_____

_____ "

WHO SAID IT: _____

DATE: _____

WHERE: _____

_____

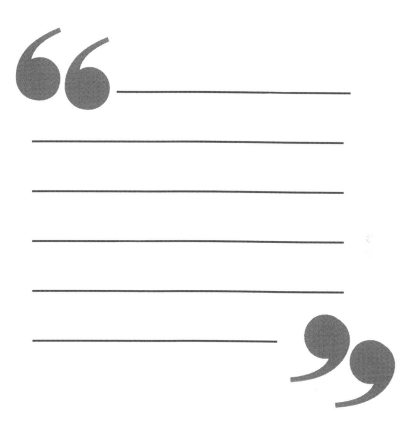

WHO SAID IT: _____

DATE: _____

WHERE: _____

_____

WHO SAID IT: _____

DATE: _____

WHERE: _____

_____

"

_____

_____

_____

_____

_____

"

WHO SAID IT: _____

DATE: _____

WHERE: _____

_____

"

_____

_____

_____

_____

_____

"

WHO SAID IT: _____

DATE: _____

WHERE: _____

_____

WHO SAID IT: _____

DATE: _____

WHERE: _____

_____

66 _____

_____

_____

_____

_____

_____ 99

WHO SAID IT: _____

DATE: _____

WHERE: _____

_____

WHO SAID IT: _____

DATE: _____

WHERE: _____

_____

WHO SAID IT: _____

DATE: _____

WHERE: _____

_____

WHO SAID IT: _____

DATE: _____

WHERE: _____

_____

" _____

_____

_____

_____

_____

_____ **"**

" _____

_____

_____

_____

_____ **"**

WHO SAID IT: _____

DATE: _____

WHERE: _____

_____

WHO SAID IT: _____

DATE: _____

WHERE: _____

_____

66 _____

_____

_____

_____

_____

_____ **99**

WHO SAID IT: _____

DATE: _____

WHERE: _____

_____

WHO SAID IT: _____

DATE: _____

WHERE: _____

_____

WHO SAID IT: _____

DATE: _____

WHERE: _____

_____

WHO SAID IT: _____

DATE: _____

WHERE: _____

_____

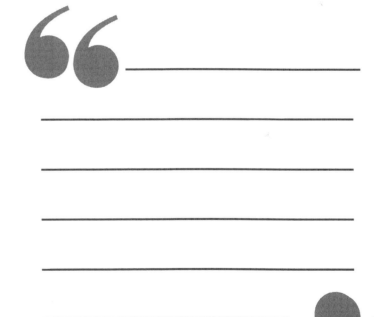

WHO SAID IT: _____

DATE: _____

WHERE: _____

_____

WHO SAID IT: _____

DATE: _____

WHERE: _____

_____

66 _____

_____

_____

_____

_____

_____ 99

live
laugh
love

66 _____

_____

_____

_____

_____

_____ 99

WHO SAID IT: _____

DATE: _____

WHERE: _____

_____

WHO SAID IT: _____

DATE: _____

WHERE: _____

_____

66
_____

_____

_____

_____

_____

99

WHO SAID IT: _____

DATE: _____

WHERE: _____

_____

"_____

_____

_____

_____

_____

WHO SAID IT: _____

DATE: _____

WHERE: _____

_____

WHO SAID IT: _____

DATE: _____

WHERE: _____

_____

" _____

_____

_____

_____

_____

_____ **"**

WHO SAID IT: _____

DATE: _____

WHERE: _____

_____

WHO SAID IT: _____

DATE: _____

WHERE: _____

_____

WHO SAID IT: _____

DATE: _____

WHERE: _____

_____

WHO SAID IT: _____

DATE: _____

WHERE: _____

_____

WHO SAID IT: _____

DATE: _____

WHERE: _____

_____

66_____

_____

_____

_____

_____

_____ **99**

WHO SAID IT: _____

DATE: _____

WHERE: _____

_____

" _____

_____

_____

_____

_____ **"**

"_____

_____

_____

_____

_____ "

WHO SAID IT: _____

DATE: _____

WHERE: _____

_____

WHO SAID IT: _____

DATE: _____

WHERE: _____

_____

" _____

_____

_____

_____

_____ **"**

WHO SAID IT: _____

DATE: _____

WHERE: _____

_____

WHO SAID IT: _____

DATE: _____

WHERE: _____

_____

WHO SAID IT: _____

DATE: _____

WHERE: _____

_____

WHO SAID IT: _____

DATE: _____

WHERE: _____

_____

" _____

_____

_____

_____

_____ "

WHO SAID IT: _____

DATE: _____

WHERE: _____

_____

WHO SAID IT: _____

DATE: _____

WHERE: _____

_____

" _____

_____

_____

_____

_____

_____ "

life is good

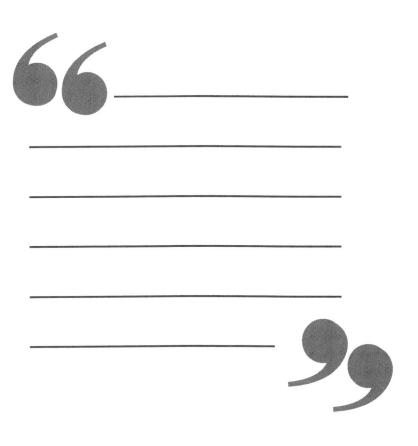

WHO SAID IT: _____

DATE: _____

WHERE: _____

_____

WHO SAID IT: _____

DATE: _____

WHERE: _____

_____

" _____

_____

_____

_____

_____ "

WHO SAID IT: _____

DATE: _____

WHERE: _____

_____

"_____

_____

_____

_____

_____ "

WHO SAID IT: _____

DATE: _____

WHERE: _____

_____

WHO SAID IT: _____

DATE: _____

WHERE: _____

_____

"

_____

_____

_____

_____

_____

"

WHO SAID IT: _____

DATE: _____

WHERE: _____

_____

WHO SAID IT: _____

DATE: _____

WHERE: _____

_____

WHO SAID IT: _____

DATE: _____

WHERE: _____

_____

WHO SAID IT: _____
DATE: _____
WHERE: _____
_____

66 _____
_____
_____
_____
_____
_____ 99

"_____

_____

_____

_____

_____ "

WHO SAID IT: _____

DATE: _____

WHERE: _____

_____

WHO SAID IT: _____

DATE: _____

WHERE: _____

_____

"

WHO SAID IT: _____

DATE: _____

WHERE: _____

_____

WHO SAID IT: _____

DATE: _____

WHERE: _____

_____

WHO SAID IT: _____

DATE: _____

WHERE: _____

_____

WHO SAID IT: _____

DATE: _____

WHERE: _____

_____

" _____

_____

_____

_____

_____

_____ **"**

WHO SAID IT: _____

DATE: _____

WHERE: _____

_____

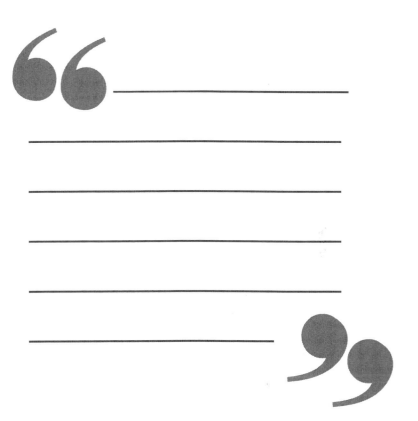

WHO SAID IT: _____

DATE: _____

WHERE: _____

_____

WHO SAID IT: Chazz Palminteri

DATE: September 29, 1993

WHERE: Bronx, New York

> The saddest thing in life is wasted talent, and the choices that you make will shape your life forever.
>
> Just another Bronx tale

32846840R00071

Made in the USA
Middletown, DE
08 January 2019